人体健康与免疫科普丛书——疾病预防篇

主　编　王月丹

主　审　吴玉章

编　委（按姓氏笔画排序）：

于益芝　王月丹　吕群燕　初　明　张　鸣（顾问）

徐晓军　葛　青

U0391165

人民卫生出版社

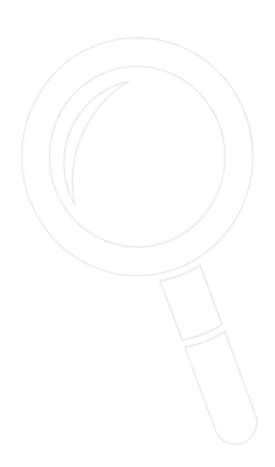

《人体健康与免疫科普丛书》编写委员会

总 主 编　曹雪涛

副总主编　田志刚　于益芝

编　　委（按姓氏笔画排序）

于益芝	马大龙	王　辉	王小宁	王月丹	王全兴
王迎伟	王笑梅	王福生	石桂秀	田志刚	仲人前
孙　兵	杜　英	李　可	李柏青	杨安钢	吴长有
吴玉章	何　维	何　睿	沈关心	沈倍奋	张　毓
张立煌	张学光	陈丽华	郑永唐	单保恩	赵永祥
姜国胜	姚　智	栗占国	徐安龙	高　扬	高　福
唐　宏	黄　波	曹雪涛	储以微	富　宁	路丽明
熊思东	魏海明				

序

　　科技创新是民族进步的灵魂，是国家兴旺发达的不竭动力。创新驱动发展战略，需要全社会的积极参与，这就意味着要以全球视野、新时代特征、科学精神去激发全民参与创新发展宏伟计划，唯有全民化的科普工作，才能烘托起创新氛围，助力高素质创新队伍建设，加快中国成为世界科技强国的步伐。

　　免疫学是生物医学领域的前沿学科，其与影响人类生命健康的重大疾病如肿瘤、传染病、自身免疫性疾病乃至器官移植等的发生发展和防治具有密切关系，并在生物医药产业发展中具有带动性和支柱性。免疫学所取得的创新性研究成果在人类健康史上发挥了举足轻重的作用，比如被誉为人类保护神的疫苗的研制和应用挽救了亿万人的生命，天花的消灭就是免疫学成果最好的应用。近年来癌症与炎症性自身免疫疾病的抗体疗法取得了重大突破，受到了医学界与生物产业界的极大关注。

　　中国免疫学工作者通过近二十年的不断努力与探索，在免疫学领域取得了一系列创新性研究成果，在国际学术杂志发表的免疫学论文数量居世界第二位，由此将中国免疫学的地位推升到世界前列，中国免疫学会也成为全世界会员人数最多的免疫学会。由于中国免疫学的国际影响力，国际免疫学会联盟决定 2019 年将在北京召开每三年一次的国际免疫学大会。可以说中国免疫学工作者的创新性研究和工作为中国医学事业的发展作出了突出贡献。虽然免疫学与各种疾病以及人类生活息息相关，但社会大众对于免疫学这一专业科学领域中的问题还存在诸多困惑，事关免疫学的社会问题也时有发生，比如"疫苗问题""魏则西事件"等。究其原因有多种，其中之一在于免疫学知识在大众中普及的程度不够。对大众就免疫学问题答疑解惑成为我国免疫学工作者义不容辞的责任和义务。

习近平总书记在 2016 年的"科技三会"上指出，"科技创新、科学普及是实现创新发展的两翼，要把科学普及放在与科技创新同等重要的位置。没有全民科学素质普遍提高，就难以建立起宏大的高素质创新大军，难以实现科技成果快速转化。"这一重要讲话，对于在新的历史起点上推动我国科学普及事业的发展，意义十分重大。中国免疫学会在秘书长曹雪涛院士、科普专业委员会主任委员于益芝教授的带领下，积极参与免疫学科普活动，体现了他们的社会责任心和担当。他们组织了以中国免疫学会科普专业委员会为班底的专家，历经多次讨论和思考，凝练出 300 个左右大众非常关心的有关免疫学的问题，用漫画辅以专家解读的形式给予答疑解惑，同时配以"健康小贴士"的方式从免疫学专家的角度给予大众的健康生活以科学的建议。编委会将从疾病的诊断、预防、治疗以及免疫学成果等多个方面编写出系列免疫学科普丛书（共 10 本）为大众普及免疫学知识。

感谢中国免疫学工作者的辛勤劳动！希望这一套科普丛书能够为中国人民的健康事业的发展做出应有的贡献。是为序。

十一届全国人大常委会副委员长

中国药学会名誉理事长

中国工程院院士

2017 年 10 月 22 日

目录

1 疫苗是什么，如果没有了疫苗，人类将会怎样 …………… 10

2 疫苗是怎样让我们具有预防传染病的能力的 …………… 12

3 打了疫苗，注射部位红肿疼痛是怎么回事 …………… 14

4 打了疫苗，出现发热是怎么回事 ……………………… 16

5 常用的疫苗可以分为哪些类别 ………………………… 18

6 影响疫苗免疫效果的因素有哪些 ……………………… 20

7 疫苗中都包含哪些成分，它们的作用是什么 …………… 22

8 什么是第一类疫苗和第二类疫苗 ……………………… 24

9 什么是疫苗接种的偶合反应 …………………………… 26

10 什么是疫苗接种的心因性反应 ………………………… 28

11 为什么疫苗可以使人体发生过敏 …………………………… 30

12 什么人应慎重接种疫苗 …………………………… 32

13 我国传统医学在疫苗研究方面有什么贡献 …………………… 34

14 为什么我们现在不再接种牛痘疫苗了 …………………… 36

15 预防传染病，除了接种疫苗，还有其他的生物制品吗 … 38

16 注射疫苗和口服疫苗有什么不同 …………………… 40

17 目前我国用于接种的乙肝疫苗是死疫苗，还是活疫苗 … 42

18 打过乙肝疫苗，为什么还是不能输入

  乙肝病毒感染者的血液 …………………… 44

19 什么时候不宜接种疫苗 …………………… 46

20 疫苗是怎样运输和储存的 …………………… 48

21 怎样可以预防过敏性鼻炎或者哮喘发作 …………………… 50

22 去其他国家旅行，为什么还需要额外打疫苗 …………………… 52

23 如果暂时不能接种疫苗，怎么预防传染病 …………… 54

24 流感疫苗为什么要一年打一次 ………………………… 56

25 肺炎疫苗和宫颈癌疫苗的"价"是什么含义 ………… 58

26 打完疫苗为什么要观察一段时间才能离开 ………… 60

27 鸡蛋过敏不能打什么疫苗 …………………………… 62

28 疫苗中为什么要加佐剂 ……………………………… 64

29 疫苗里为什么要有防腐剂，它们对人体健康有影响吗 … 66

30 如何选择肺炎疫苗 …………………………………… 68

31 什么是应急接种和补充免疫接种 …………………… 70

32 被狗咬伤后，为什么要及时接种狂犬病疫苗 ………… 72

33 在未来，疫苗除了能预防传染病，还可以用来做什么 … 74

34 接种了疫苗，为何还会感染相应的病原体 ………… 76

35 什么是类毒素 ………………………………………… 78

1 疫苗是什么，如果没有了疫苗，人类将会怎样

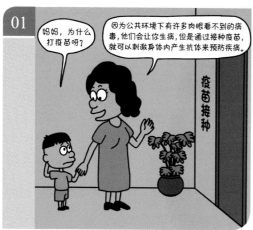

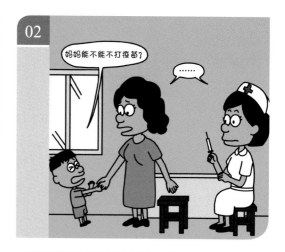

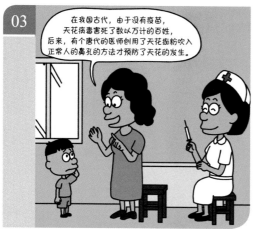

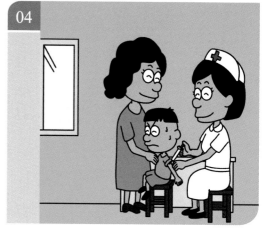

专家解读

疫苗是能使机体对特定疾病产生免疫力，从而预防疾病发生的生物制剂。在疫苗被发明前，人类的健康和生命长期受到传染病的严重威胁，例如，欧洲曾经发生过一次天花的大流行，导致当时欧洲 2 亿总人口中有 5000 万死于天花，对社会政治和经济的破坏非常巨大。疫苗在传染病预防方面做出了巨大贡献。依靠疫苗，一些重大传染病得到消灭或控制、人类平均寿命提高、人类的疾病谱也改变了。如果没有疫苗，人类社会与个人生存健康状况将受到极大影响。

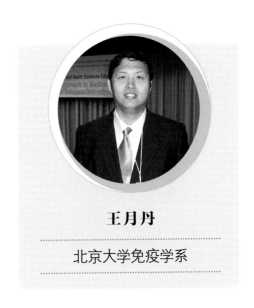

王月丹

北京大学免疫学系

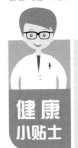

健康小贴士

疫苗是人类预防传染病最经济最有效的手段，人人都应该科学合理地接种疫苗。

2 疫苗是怎样让我们具有预防传染病的能力的

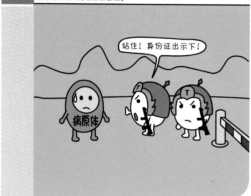

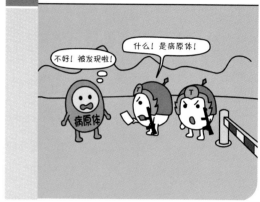

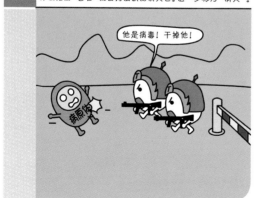

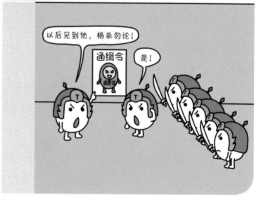

专家解读

疫苗通过它的主要成分（免疫原）使免疫系统产生适应性免疫应答并获得特异性免疫记忆。当再次接触同一病原体时，免疫系统能够特异性地识别出该病原体的特征，并更加迅速和有效地产生免疫保护物质（如抗体等），从而清除侵入人体的病原体，避免感染性疾病的发生。

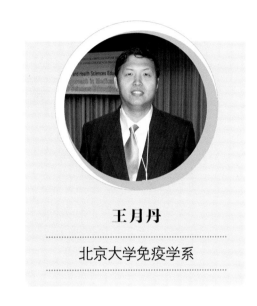

王月丹

北京大学免疫学系

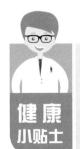

健康小贴士

接种疫苗，就如同给接种者的免疫系统进行军事演习，使接种者的免疫系统更加强大，更加具有战斗力。

3 打了疫苗，注射部位红肿疼痛是怎么回事

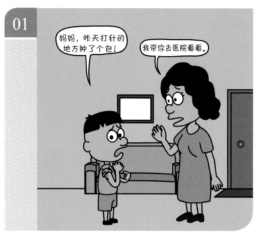

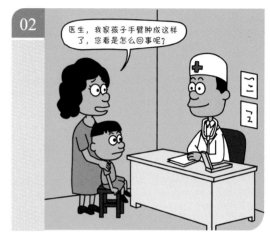

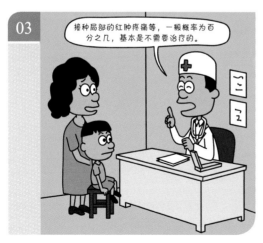

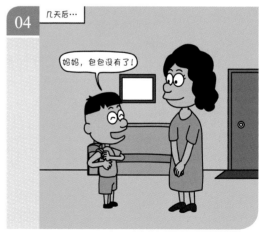

专家解读

接种疫苗时，疫苗通常会被溶解到一定量的液体中进行注射。这些液体进入局部组织，一般可以被迅速吸收，不会引起肿胀，但在个别情况下，如果液体被吸收得不够及时，可能会导致注射部位的局部肿胀。同时，疫苗及其含有的佐剂和稳定剂等成分，均有可能刺激局部的免疫细胞活化，释放部分炎症因子，导致局部血管扩张、通透性增强和神经末梢敏感等炎症反应，使注射的部位红肿、疼痛，甚至出现硬结或破溃等情况。

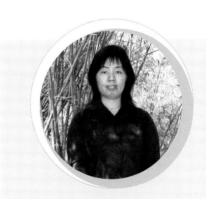

吕群燕

国家自然基金委员会

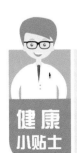

健康
小贴士

接种疫苗后接种部位局部的红肿疼痛是身体对外界刺激的一种反应，一般对健康并无大碍，通常会在短时间内自愈，但要注意保持注射部位的清洁，避免继发感染，严重时应该及时就医。

4 打了疫苗，出现发热是怎么回事

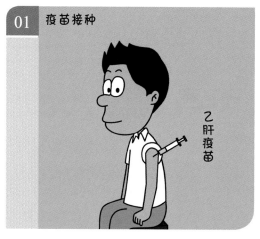

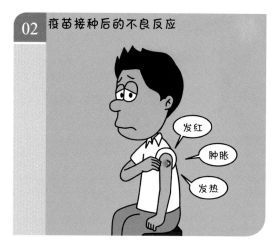

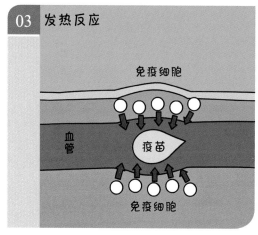

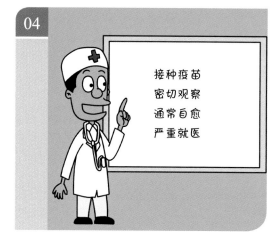

专家解读

接种疫苗时，疫苗及其含有的佐剂和稳定剂等成分进入机体，可刺激树突状细胞、巨噬细胞以及 T/B 淋巴细胞等多种免疫细胞活化，释放 IL-1、IL-6 和 TNF-α 等致热源，通过血脑屏障作用于人体下丘脑的体温调节中枢，使人体的体温调定点上调，引起发热。接种疫苗引起体温升高是疫苗及其成分发挥作用的一个伴随效应，通常由于人体自身的调节机制而不为人所察觉，只有在少数情况下，才会出现可测量的发热。

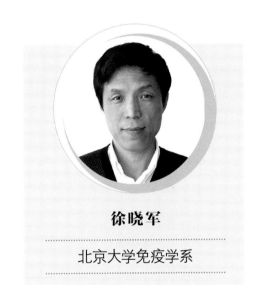

徐晓军

北京大学免疫学系

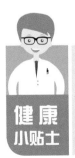

健康小贴士

接种疫苗后出现发热，一般为中低度发热，对健康并无大碍，通常会在短时间内恢复正常，但此时，需要对患者进行密切观察，如果出现高热或伴随其他严重症状，应该及时就医治疗。

5 常用的疫苗可以分为哪些类别

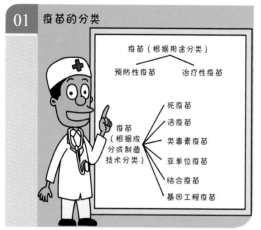

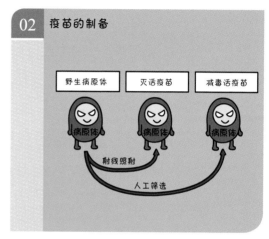

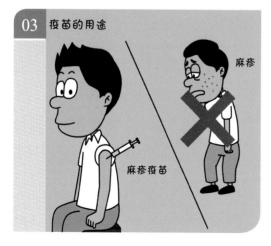

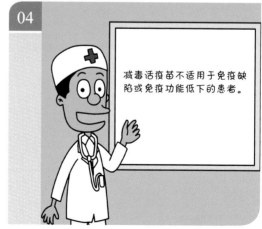

专家解读

疫苗根据用途一般分为预防性疫苗和治疗性疫苗两类；根据成分或制造技术可以分为死疫苗、活疫苗、类毒素疫苗、亚单位疫苗、结合疫苗和基因工程疫苗等。其中，死疫苗又称灭活疫苗，是采用一定方法对病原体进行灭活，使其在失去感染人体能力的同时，还能保留免疫原性。活疫苗又称减毒活疫苗，是用从自然界获得或人工筛选获得的，对人体致病力较弱或无致病力的病原体菌株或毒株制成的疫苗。由于活疫苗能够模拟无症状的自然感染过程，因此能更好地激活特异性免疫应答能力。

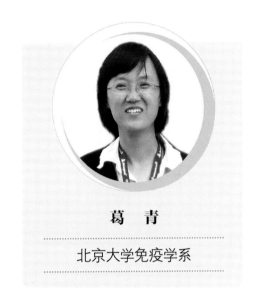

葛 青

北京大学免疫学系

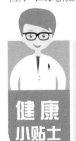

健康
小贴士

减毒活疫苗实际上就是毒力减弱的病原体，免疫缺陷或免疫功能低下的患者应该避免接种。

6 影响疫苗免疫效果的因素有哪些

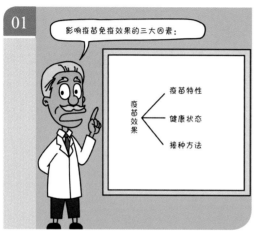

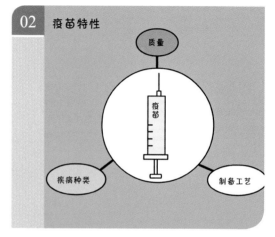

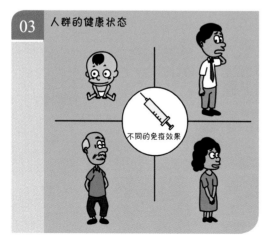

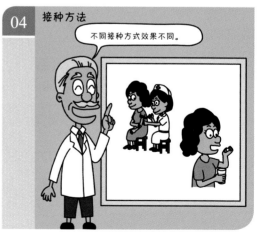

专家解读 🔍 ···

影响机体疫苗接种效果的因素主要有疫苗特性、受种者的健康状态和接种方法等。疫苗作用的基本原理是借助病原体的抗原作用于人体免疫系统，产生特异性免疫应答，并获得免疫记忆。由于不同病原微生物的感染途径、好发时间不同，接种人群的居住地区和年龄不同，因此不同疫苗接种的具体时间和程序也有一定差异。疫苗一定要按时、按程序接种。如果接种前出现感染等异常情况，需要及时向医生咨询。

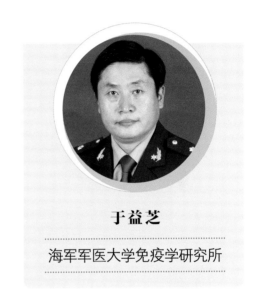

于益芝

海军军医大学免疫学研究所

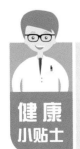

健康
小贴士

发生无效接种或接种相关的不良反应，不一定都是因为疫苗存在质量问题或接种机构失误，也可能是接种者自身的免疫状态造成的。

7 疫苗中都包含哪些成分，它们的作用是什么

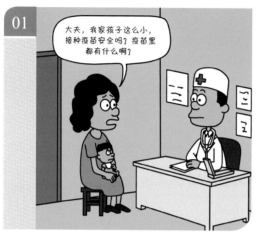

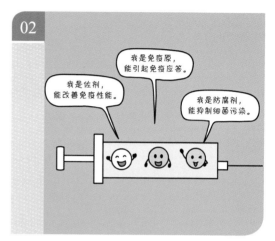

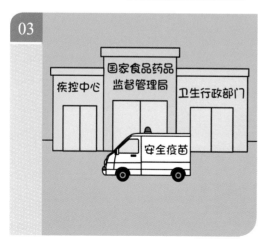

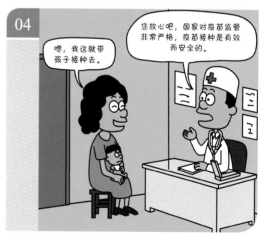

专家解读

除了能够使机体产生免疫应答的免疫原成分外，疫苗的主要成分通常还包括溶剂、佐剂、防腐剂、赋形剂和保护剂等辅助材料，不同的疫苗间有所差异。其中，溶剂的作用是使疫苗便于注射使用；佐剂主要改善疫苗的免疫性能；防腐剂抑制细菌的污染；保护剂则是为了保证疫苗在不同条件和温度下仍能维持安全和有效。而疫苗中的杂质通常是在疫苗制造过程中使用的制剂或材料成分的残余物，例如抗生素、牛血清白蛋白和鸡蛋蛋白成分（流感疫苗等），一般不影响疫苗的品质，对人体健康无害。

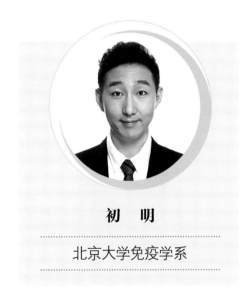

初　明

北京大学免疫学系

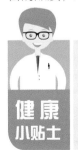

健康
小贴士

疫苗是现代人类生物医学科技的创造性产品，其制备和应用日臻完善成熟。与很多药物和保健品相比，接种疫苗是有效和安全的。

什么是第一类疫苗和第二类疫苗

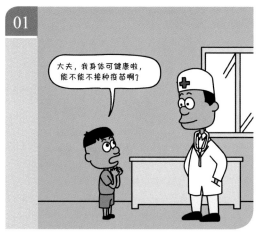

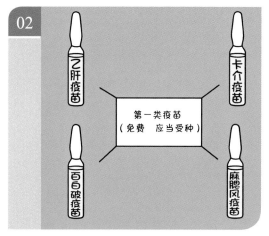

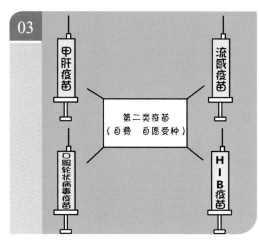

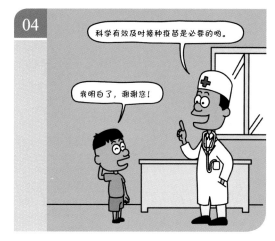

专家解读

第一类疫苗是指政府免费向公民提供，公民应当依照政府规定受种的疫苗，包括国家免疫规划确定的疫苗，省、自治区、直辖市人民政府在执行国家免疫规划时增加的疫苗，以及县级以上人民政府或其卫生主管部门组织的应急接种或者群体性预防接种所使用的疫苗；第二类疫苗是公民自费并且自愿受种的其他疫苗，公民个人可以根据自己的情况，自愿自选接种的疫苗品种。

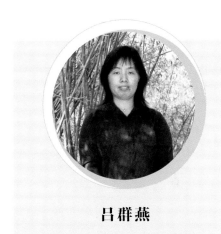

吕群燕

国家自然基金委员会

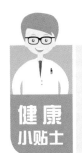

健康小贴士

科学及时有效地接种疫苗既是预防传染病、维护自身健康的需要，也是我国公民的权利和法定的责任义务。

9 什么是疫苗接种的偶合反应

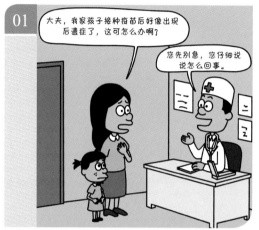

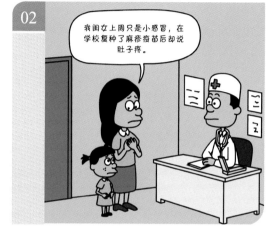

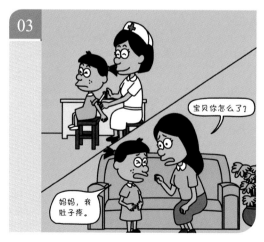

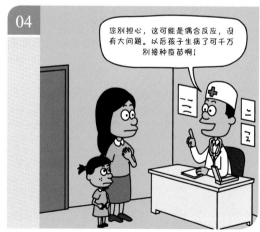

专家解读

偶合反应是指疫苗受种者正处于某种疾病的潜伏期或存在尚未发现的某种基础疾病，在疫苗接种后巧合发病。偶合反应常会被误认为是由于疫苗接种而导致的，但其发生的真正原因与疫苗接种本身并无关联，纯属巧合。

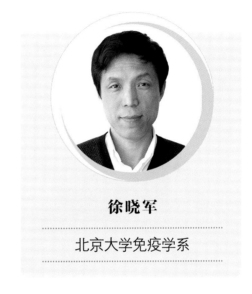

徐晓军

北京大学免疫学系

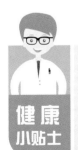

健康小贴士

想避免偶合反应，就要选择合适的时机进行疫苗接种，有感冒不适等症状时，千万不要勉强接种疫苗。

10 什么是疫苗接种的心因性反应

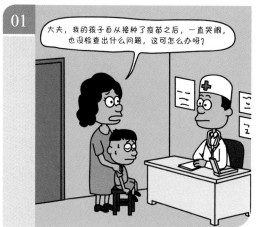

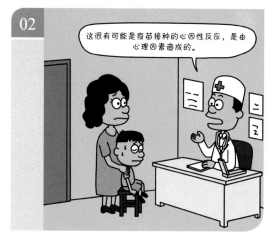

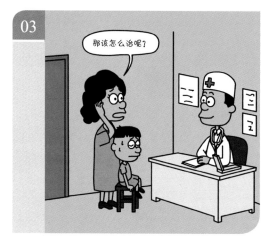

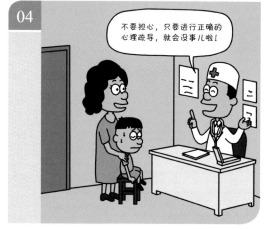

专家解读

指在预防接种实施过程中或接种后，因受种者心理因素发生的个体和群体性反应。多由于精神紧张等因素，特别是受到其他接种者出现不适的临床表现诱导而产生的自我感受异常或躯体症状，医学检查结果正常，是一种非特异性的反应，一般可通过健康教育和心理疏导缓解。

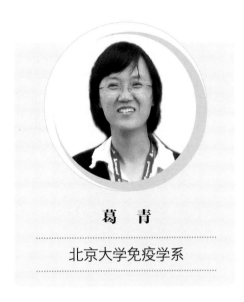

葛 青

北京大学免疫学系

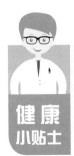

健康小贴士

要避免心因性反应，可在接种疫苗前做好健康教育，接种后，对接种者进行精神和 / 或物质的安慰，缓解紧张情绪。

11 为什么疫苗可以使人体发生过敏

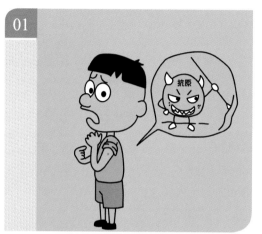

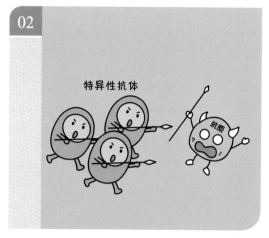

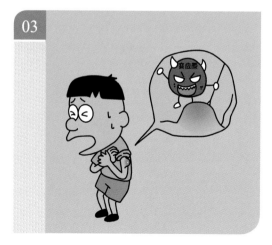

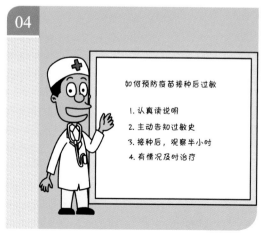

专家解读 🔍

过敏，学名称为超敏反应，是指机体接触某种特定的抗原被致敏后，当再次接触该抗原时，产生的以组织细胞损伤和/或功能紊乱为主要特征的免疫病理过程。疫苗中的抗原成分以及保护剂和杂质等其他成分，均有可能引起部分个体发生超敏反应，导致疫苗接种相关的过敏现象。

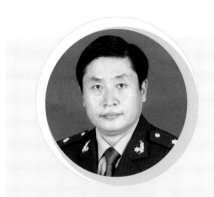

于益芝

海军军医大学免疫学研究所

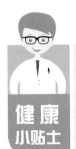

健康小贴士

接种疫苗前，应该认真阅读说明书，并主动向接种医生告知自己的过敏史，如确认对疫苗成分过敏，应该停止接种该疫苗。接种疫苗后，应在接种现场观察至少半小时，如有不适的症状，应及时进行救治。

12 什么人应慎重接种疫苗

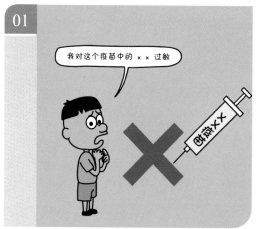

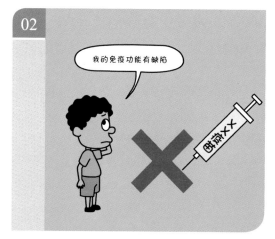

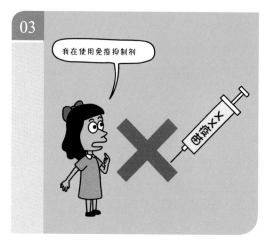

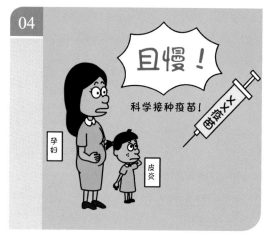

专家解读 🔍

疫苗是一种用于预防传染病的制剂，由于其中包含有抗原、佐剂、防腐剂等多种成分，对于疫苗中任何一种成分存在明显过敏症状的人群，均应禁止接种该种疫苗；另外，免疫系统功能缺陷或功能紊乱的人群，例如艾滋病、免疫缺陷病、自身免疫病和急性感染等疾病患者以及免疫抑制剂使用者、患有皮炎和严重湿疹的儿童、孕期及哺乳期女性均应该慎重使用疫苗。

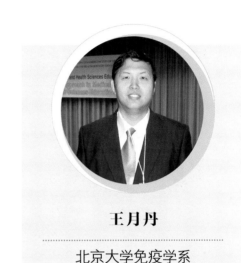

王月丹

北京大学免疫学系

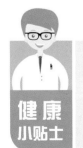

健康小贴士

疫苗的安全性非常高，但对于特定人群，接种疫苗必须谨慎，需要在医生评估和指导下，科学接种疫苗。

13 我国传统医学在疫苗研究方面有什么贡献

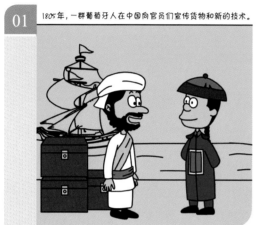

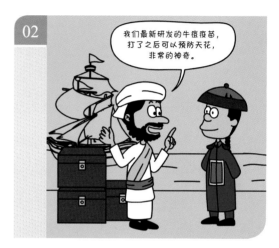

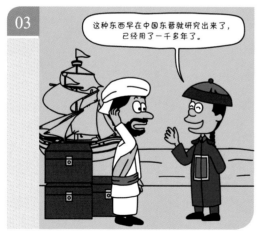

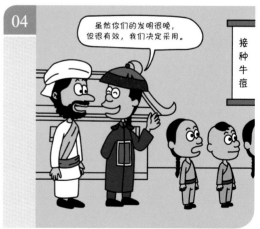

专家解读

古代中国是最早使用疫苗进行传染病预防的国家，距今 1700 多年前，由东晋葛洪编写的《肘后备急方》中就记载了原始疫苗的接种方法。古代中国人还发明了可用于预防天花的"人痘"疫苗，比牛痘疫苗的发明早了近 300 年。"人痘"疫苗是来自轻型天花病人痊愈期的痂皮，实质上是一种引起轻型天花感染的病原体制剂，可以减少或避免人体感染天花病毒后发生致命性反应。该疫苗效果显著，不仅挽救了大量中国人的生命，而且还在数百年中传遍了欧亚各国，在人类的健康防疫工作中发挥了巨大的作用。

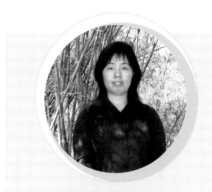

吕群燕

国家自然基金委员会

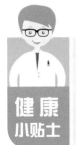

健康小贴士

疫苗接种是我国传统中医文化留下的宝贵财富，传承中医文化，更要科学地接种疫苗。

14 为什么我们现在不再接种牛痘疫苗了

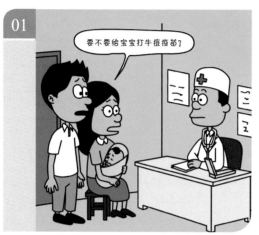

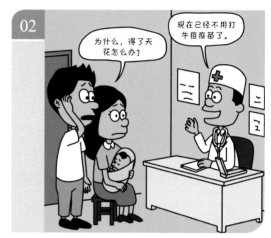

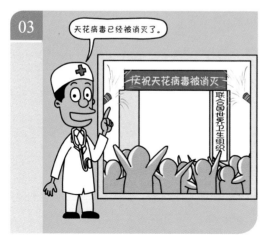

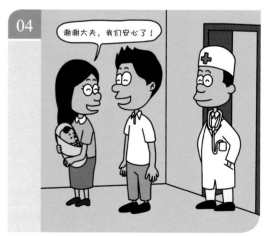

专家解读

由于牛痘疫苗的广泛接种，1979 年 10 月 26 日，联合国世界卫生组织宣布天花已经被消灭，还为此举行了庆祝仪式。天花这一疾病的消灭导致接种牛痘疫苗已没有了实际的价值。为了避免牛痘疫苗对个别接种者的健康风险，目前除了研究者和可能接触天花的特定人员，全世界的新生儿都已不再接种牛痘疫苗了。

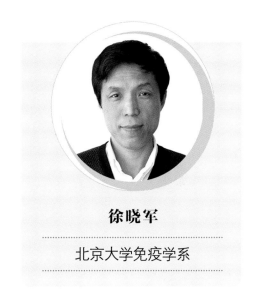

徐晓军

北京大学免疫学系

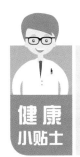

健康
小贴士

提到牛痘疫苗，很多年轻人都会撸起袖子，让别人看自己上臂上圆形的接种疤痕，但其实，现在的年轻人基本都没有接种过牛痘疫苗，而那个显眼的疤痕，是他们儿时接种卡介苗留下的。

15 预防传染病，除了接种疫苗，还有其他的生物制品吗

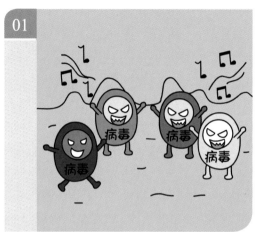

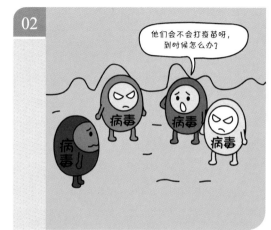

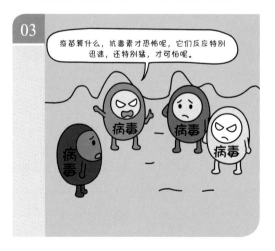

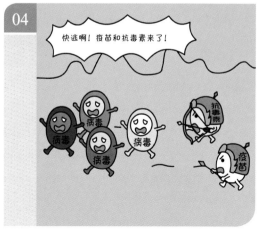

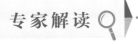

专家解读

应用各种生物技术获得的可以用于预防、治疗和诊断人类疾病的各种药品，均可被称为生物制品。其中，疫苗是用于预防传染病的最主要的一种生物制品，抗毒素也是常见的用于传染病预防的生物制品。抗毒素是指对病原体及其毒素具有中和作用的抗血清或者抗血清中的免疫球蛋白成分，本质上是一种抗体制品，可以通过采集经毒素或类毒素免疫过的动物或者人的血浆，从中提取获得。抗毒素一般可以用于治疗由病毒感染或者病原体毒素引起的疾病，也可以用于狂犬病和破伤风等传染病的紧急预防处理。

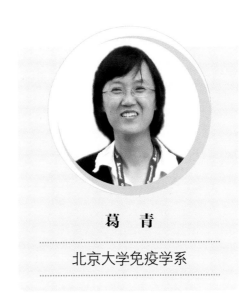

葛 青

北京大学免疫学系

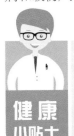

对于污染严重、存在破伤风感染风险的伤口，在彻底清创处理的基础上，要及时应用破伤风抗毒素，预防破伤风。

16 注射疫苗和口服疫苗有什么不同

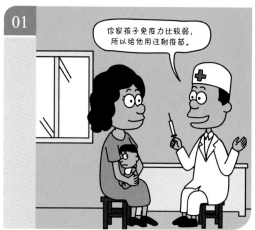

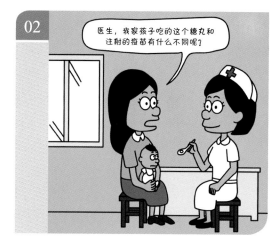

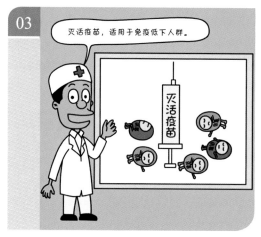

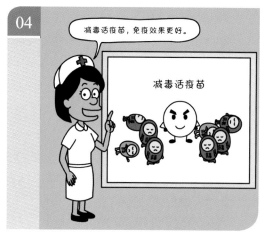

专家解读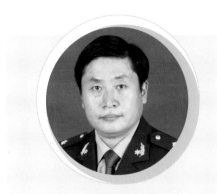

脊髓灰质炎（小儿麻痹）疫苗可以分为注射疫苗（IPV）和口服疫苗（OPV）。其中，IPV是灭活疫苗，可应用于免疫力低下的人群（例如部分免疫系统发育不完善的小儿），可有效预防脊髓灰质炎，但不能形成有效肠道免疫，阻断病毒在健康者中的携带；OPV则是减毒活疫苗，能模拟脊髓灰质炎病毒的自然感染过程，可口服使用，免疫效果好，可产生肠道的局部黏膜免疫。但对于免疫功能低下的儿童，存在引起类似小儿麻痹症的肢体瘫痪的风险，以及疫苗发生变异返祖，成为致病性强的病毒的风险。

于益芝

海军军医大学免疫学研究所

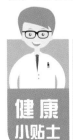

健康
小贴士

脊髓灰质炎是一种严重威胁人类健康的传染病，及时给孩子接种脊髓灰质炎疫苗，是预防小儿麻痹的主要措施。鉴于IPV和OPV各自不同的特点，IPV有逐渐取代OPV的趋势，但世界卫生组织仍然建议在部分地区，在脊髓灰质炎疫苗的免疫程序中，至少要进行一次OPV疫苗的接种。

17 目前我国用于接种的乙肝疫苗是死疫苗，还是活疫苗

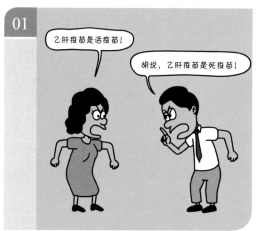

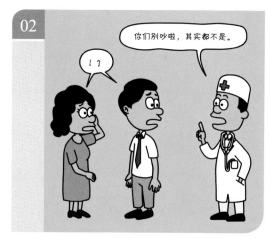

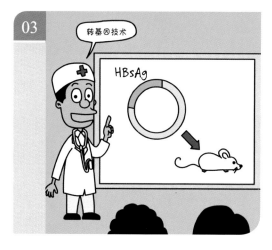

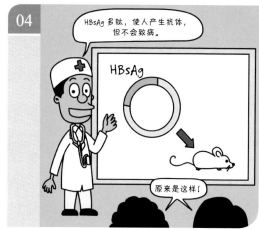

专家解读 🔍 ···

目前，我国使用的乙型肝炎疫苗是利用转基因技术制备的新型疫苗，构建含有乙肝病毒 HBsAg 基因的重组质粒，转入酵母或重组中国仓鼠卵巢细胞（CHO）表达的乙型肝炎表面抗原，在繁殖过程中产生于未糖基化的 HBsAg 多肽，经破碎酵母菌体，颗粒形未糖基化的 HBsAg 多肽释放，经纯化、灭活，加氢氧化铝后制成。由于该重组疫苗没有乙肝病毒的其他蛋白及基因，因此只会让人体免疫系统产生特异性的抗乙肝病毒表面抗原的抗体，使机体避免感染，没有引发乙肝病毒感染的潜在风险。

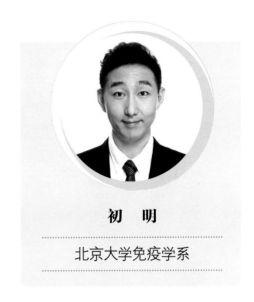

初 明

北京大学免疫学系

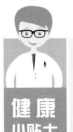
健康小贴士

基因工程重组技术是制备安全疫苗的好方法，采用该技术制备的疫苗不含致病病原体的感染成分，而且能够准确地应用病原体的保护性免疫抗原成分，从而使接种者建立精准有效的保护性免疫。

打过乙肝疫苗，为什么还是不能输入乙肝病毒感染者的血液

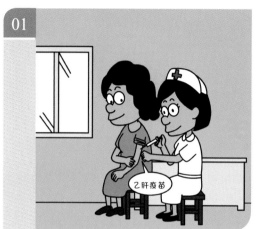

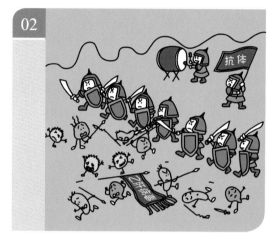

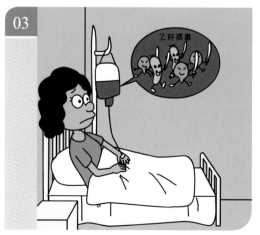

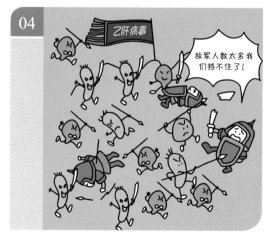

专家解读

由于我国对乙肝疫苗接种的应用和推广，我国公民的乙肝疫苗接种率已经有了大幅度的提高。乙肝疫苗接种后，多数接种者的体内存在保护性抗体——抗乙肝病毒表面抗原抗体。有乙肝保护性抗体的人在接触到乙肝病毒时会启动人体免疫机制，杀死侵入人体的乙肝病毒，使人体免于被乙肝病毒感染，但如果有乙肝抗体的人在同一时间被输入大量的乙肝病毒，会导致保护失败，使人体感染乙肝病毒。

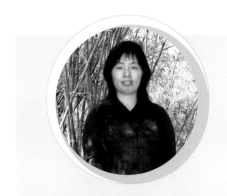

吕群燕

国家自然基金委员会

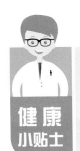

健康小贴士

输血安全非常重要，推广无偿献血，取缔非法采血，避免疑似感染病原体的血液进入临床，人人有责。

19 什么时候不宜接种疫苗

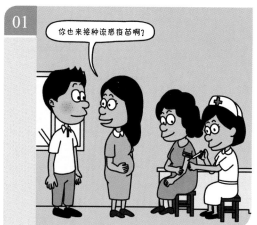

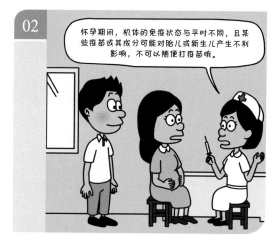

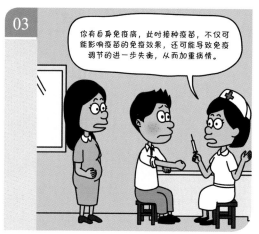

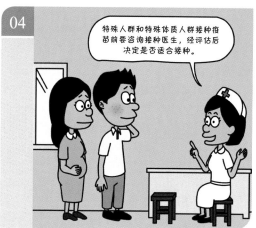

专家解读

当人体的免疫系统成分有缺陷或者使用免疫抑制剂时，对疫苗的免疫应答会出现障碍，影响免疫接种的效果；而人体发生自身免疫病、过敏性疾病或急性感染时，免疫系统的调节会出现紊乱，甚至存在过敏的风险，此时接种疫苗，不仅可能影响疫苗的免疫效果，还可能加重病情；另外，妇女在怀孕及哺乳期间，机体的免疫状态与平时不同，且某些疫苗或其成分可能对胎儿或新生儿产生不利影响；还有一些疾病，例如神经系统及血液系统疾病，接种疫苗后可能会发生偶合反应。

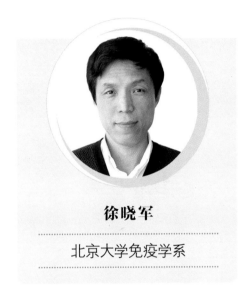

徐晓军

北京大学免疫学系

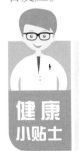

健康小贴士

接种者免疫系统的平衡与稳定，是疫苗接种安全有效的重要前提和保障。要科学有效地开展接种疫苗工作，了解接种者的基础疾病很重要，急性疾病或者慢性疾病的急性发作期应推迟疫苗接种，免疫功能低下或者免疫功能缺陷者不宜接种减毒活疫苗，特殊人群和特殊体质人群接种疫苗前要咨询接种医生，经评估后决定是否合适接种。

疫苗是怎样运输和储存的

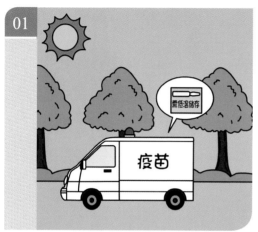

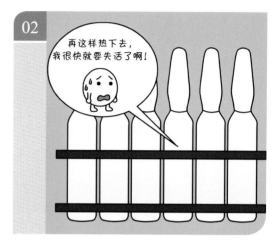

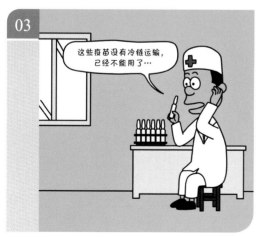

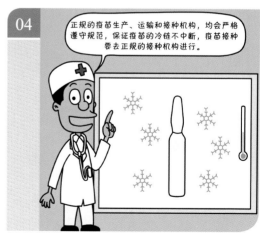

专家解读

疫苗的主要成分是具有生物活性的抗原成分，甚至是活的减毒病原体毒株或菌株，以及稳定剂等疫苗辅助成分。这些成分对温度非常敏感，常温下可能会很快失活或降解，从而影响疫苗的免疫效果和安全性。因此，疫苗的运输和储存都必须在低温下进行，也就是通常所说的冷链运输和储存。

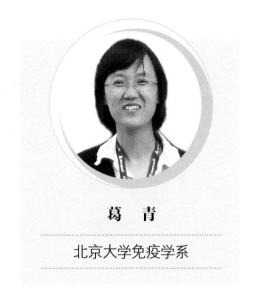

葛 青

北京大学免疫学系

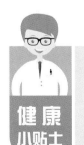

健康小贴士

我国已制定《疫苗储存和运输管理规范》，正规的疫苗生产、运输和接种机构，均会严格遵守该规范，保证疫苗的冷链不中断。因此，疫苗接种要去正规的接种机构进行。

21 怎样可以预防过敏性鼻炎或者哮喘发作

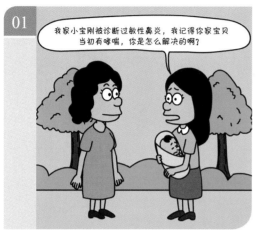

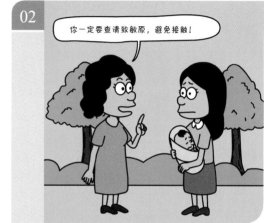

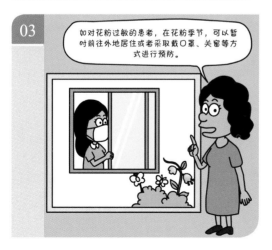

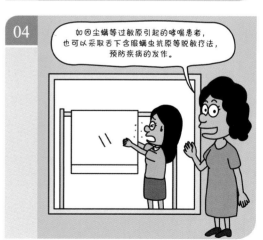

专家解读

过敏性鼻炎和哮喘都是由于各种致敏原引起的呼吸系统过敏性疾病，属于速发型超敏反应。这些疾病的特点是发作迅速，一旦接触相应的致敏原，就会迅速发病，并且可以反复发作，严重影响患者的生活、工作和学习，甚至可能导致健康恶化，危及生命。花粉、尘螨和真菌等均是过敏性鼻炎及哮喘常见的过敏原。查找和确定致敏原，避免接触，是预防过敏性鼻炎或哮喘发作的最佳方法。

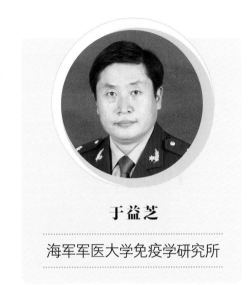

于益芝

海军军医大学免疫学研究所

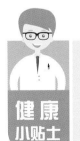

健康小贴士

对花粉过敏的患者，在花粉季节，可以暂时前往外地居住或采取戴口罩、关窗等方式进行预防，避免或减少花粉接触。而因尘螨等过敏原引起的哮喘患者，也可以采取舌下含服螨虫抗原等脱敏疗法，预防疾病的发作。

22 去其他国家旅行，为什么还需要额外打疫苗

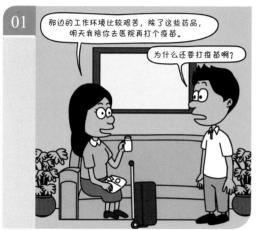

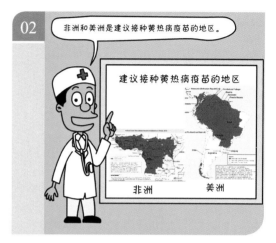

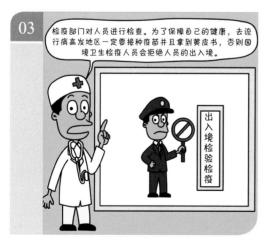

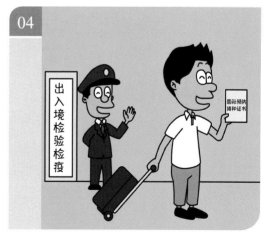

专家解读

由于地理气候等自然环境的不同，世界各国的传染病流行情况也存在差异。以最具有代表性的黄热病为例，目前只流行于西非及美洲加勒比地区，在我国则没有该疾病的流行。一般情况下，我国公民无需接种黄热病疫苗，但是根据世界卫生组织的检疫要求，为了保证我国公民国际旅行健康与安全的需要，凡是前往或途经黄热病疫区以及被列入黄热病地方流行区的国家和地区人员，均需要接种黄热病疫苗，并取得黄皮书——《国际预防接种证书》，否则将会被有关国境卫生检疫人员拒绝入出境。

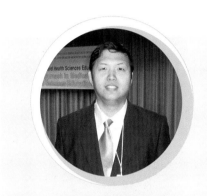

王月丹

北京大学免疫学系

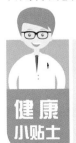

健康小贴士

世界那么大，要去看看！动身前记得办理国际预防接种证明哟。

23 如果暂时不能接种疫苗，怎么预防传染病

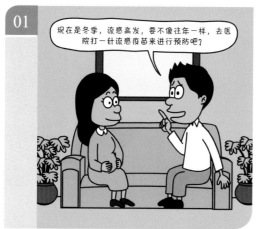

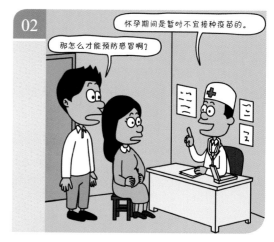

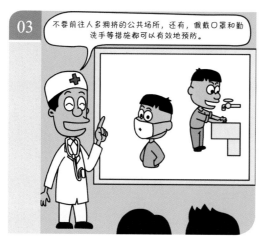

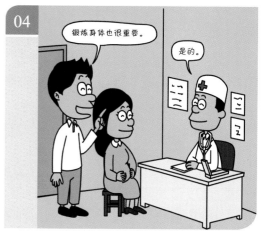

专家解读

科学有效的疫苗接种是保护易感人群的主要方法，也是预防传染病最经济最有效的措施。但是，有些特殊情况下，如由于疾病、用药或怀孕等特殊生理状态等原因，部分人群不能或暂时不宜接种疫苗。这些人群可以采取避免接触传染源（例如避免前往人多拥挤的公共场所）和切断传播途径（比如佩戴口罩和勤洗手）等措施，预防传染病的发生。必要时，也可以通过注射丙种球蛋白或胸腺肽等生物制剂的方法，提升机体对病原体的抵抗能力。

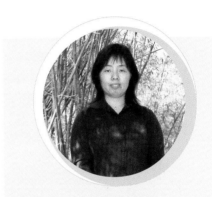

吕群燕

国家自然基金委员会

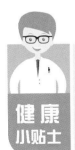

控制传染源、切断传播途径和保护易感人群是预防传染病的三大核心关键环节。预防传染病的方法有很多种，疫苗接种很有效，但并不是唯一的选择。

24 流感疫苗为什么要一年打一次

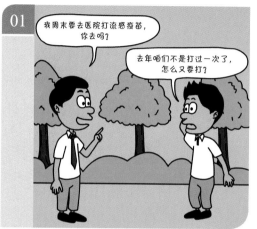

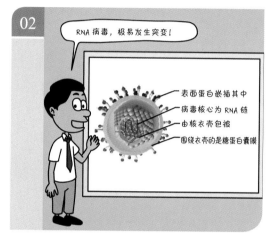

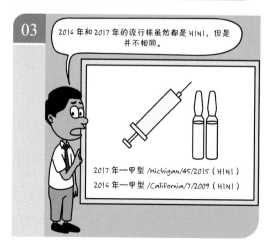

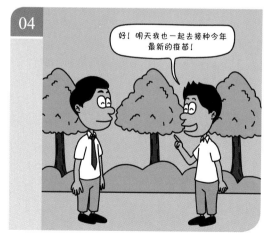

专家解读

流感病毒分为甲、乙和丙型等不同种类，按 H 和 N 抗原不同，同型病毒又分若干亚型。流感病毒是一种 RNA 病毒，极容易发生突变，从而导致血清型的改变。因此，每年流感流行的毒株可能会与上一年的流行毒株存在差异。世界卫生组织（WHO）有一个专门的机构，负责追踪流感病毒流行株在各个流感季节的变异情况，并根据该变异流行的趋势，向主要流感疫苗生产企业提供建议，设计并制备针对当年流行毒株的流感疫苗。例如，2017 年流感季节的流行株为甲型 /Michigan/45/2015(H1N1)，而 2016 年的是甲型 /California/7/2009(H1N1) 毒株。

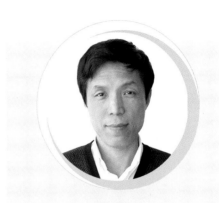

徐晓军

北京大学免疫学系

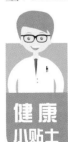

健康
小贴士

流行的流感病毒每年都不同，为了有效预防流感，需要年年接种流感疫苗。

25 肺炎疫苗和宫颈癌疫苗的"价"是什么含义

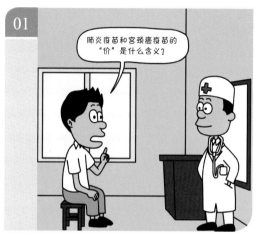

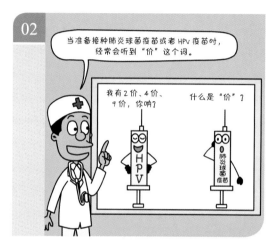

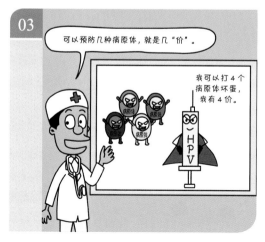

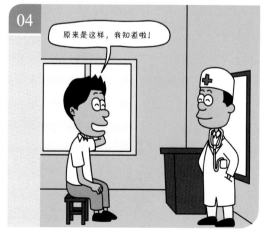

专家解读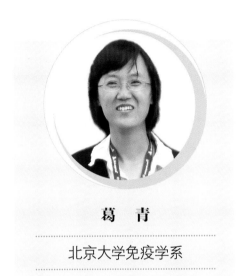

当准备疫苗时，经常会听到一个词——"价"。例如，肺炎球菌疫苗可以分为 7 价、13 价和 23 价疫苗，而 HPV 疫苗（俗称宫颈癌疫苗）则可以分为 2 价、4 价和 9 价疫苗。这个疫苗所谓的"价"，是指接种该疫苗可以预防多少种不同血清型的病原体。只能预防一种血清型病原体的疫苗被称为单价疫苗，而能够预防两种或两种以上血清型病原体的疫苗，则被称为多价疫苗。肺炎球菌和 HPV 都是病原界里的大家族，包括多个血清型，这些血清型之间多数都没有交叉保护性免疫，需要应用多价疫苗进行预防免疫接种。

葛 青

北京大学免疫学系

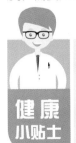

健康
小贴士

选择接种疫苗，保护机体不受病原体的感染，看重"价"位，也要有的放矢。目前，人类还没有研制成功能覆盖全部血清型病原体的肺炎疫苗和 HPV 疫苗。一般来说，"价"越高的疫苗覆盖的血清型就越多，保护的范围就越广，但研制的难度就越高，价格也就越贵。

26 打完疫苗为什么要观察一段时间才能离开

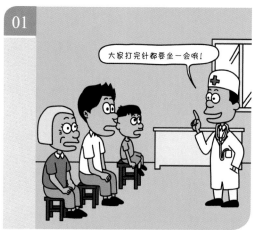

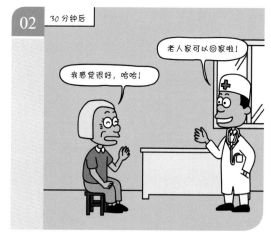

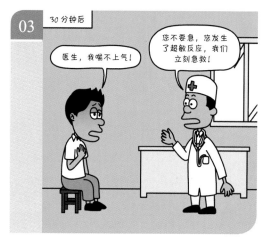

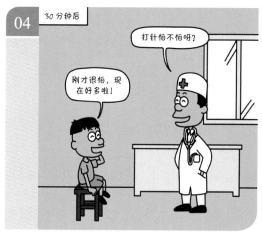

专家解读

接种完疫苗后，一般接种医生会建议接种者在接种现场休息，并观察一段时间（通常是30分钟），确定没有发生不良反应后才会让接种者离开。这主要是为了避免接种者对疫苗的某种成分过敏，引发速发型超敏反应，从而发生疫苗接种相关的意外事件。速发型超敏反应也称为Ⅰ型超敏反应，其特点是发生迅速（一般在接触致敏原后30分钟以内），但消退也迅速，如果救治得当，往往可以迅速痊愈，而不会留下后遗症。但是，发生严重的Ⅰ型超敏反应时，如果不能及时救治，就可能会危及患者的生命。

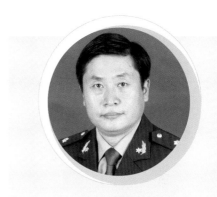

于益芝

海军军医大学免疫学研究所

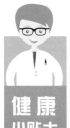

健康小贴士

疫苗中的成分有引起Ⅰ型超敏反应的潜在风险，可以出现哮喘及过敏性休克等致命性疾病，因此疫苗接种后，在有救治条件的场所观察一段时间，有助于及时发现疫苗相关的过敏性疾病，并及时进行处理。另外，疫苗接种后，在接种场所休息一段时间，也有利于缓解部分儿童的紧张情绪，减少心因性反应发生的机会。

鸡蛋过敏不能打什么疫苗

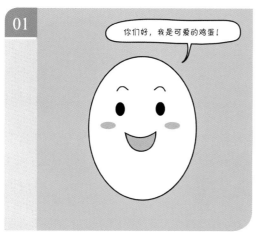

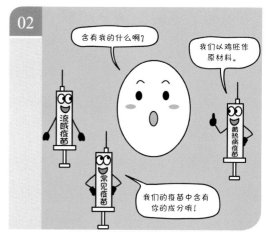

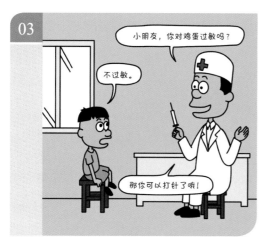

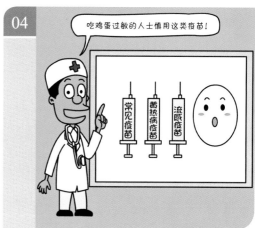

专家解读

鸡蛋是一种常见的食物，但也是一种常见的过敏原，可能引发部分人群出现过敏性疾病。在鸡蛋中，可以引起人体过敏的主要成分是卵白蛋白、卵类黏蛋白、卵转铁蛋白和溶菌酶等4种存在于蛋清的抗原性物质。一些常见的疫苗，例如流感疫苗、黄热病疫苗以及早期的麻疹疫苗（现在的麻疹疫苗不用鸡胚培养）等，在生产时会使用鸡胚作为原材料，因此在疫苗成品中，可能会有残留的成分。而绝大多数疫苗，在生产时不会使用鸡蛋及其成分作为材料，这类疫苗鸡蛋过敏者可以放心接种。

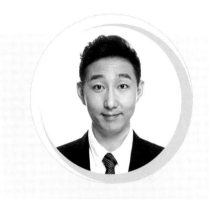

初 明

北京大学免疫学系

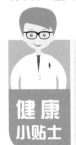

健康小贴士

对鸡蛋过敏者，接种疫苗时，必须首先阅读说明书并向医生咨询，选择无蛋疫苗最安全。

疫苗中为什么要加佐剂

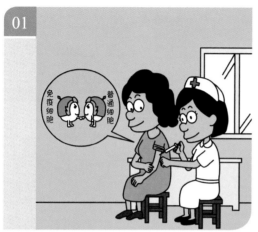

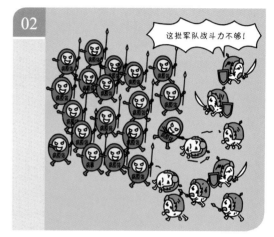

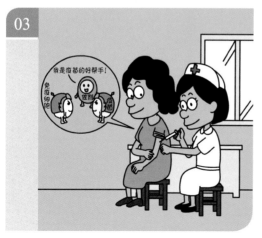

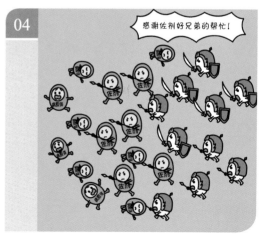

专家解读

在一些疫苗中，经常含有佐剂。根据疫苗中是否添加了佐剂，可将疫苗分为含佐剂疫苗和无佐剂疫苗。佐剂是指在疫苗接种前或与疫苗同时使用的一种物质，主要通过延缓抗原在体内清除的过程、非特异性提高免疫细胞的活化程度等方式，提高疫苗的免疫原性及免疫效果，从而提高疫苗抗原的免疫效率，减少抗原的用量。因此，在免疫原性相对较弱的疫苗，例如一些灭活疫苗中，经常会添加佐剂的成分。在个别人群中，佐剂的应用与接种后出现的发热及局部肿痛等一般性反应有关。

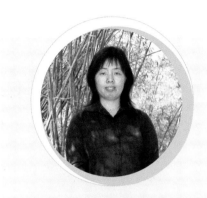

吕群燕

国家自然基金委员会

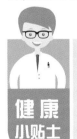

健康
小贴士

佐剂有助于提高疫苗的免疫效率，但对于部分不能耐受佐剂反应的人群，可以使用无佐剂疫苗。

29 疫苗里为什么要有防腐剂，它们对人体健康有影响吗

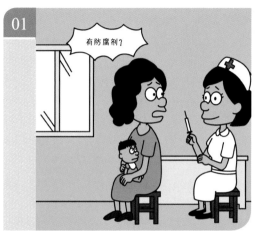

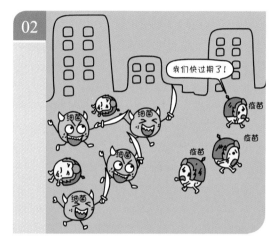

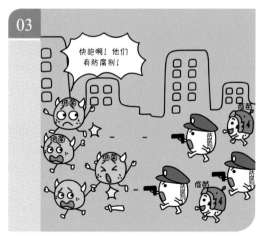

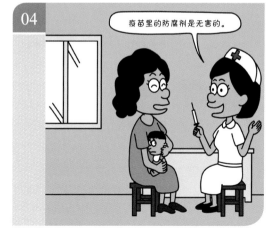

专家解读

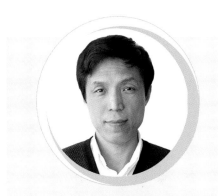

仔细阅读疫苗的说明书，就会在疫苗的成分组成中，发现有硫柳汞等防腐剂的存在。在疫苗的生产过程中，虽然安全标准很高，但仍可能存在细菌和霉菌等微生物污染的潜在风险。在疫苗中添加防腐剂的主要目的是防止或抑制这些污染微生物的生长，保证疫苗的品质和使用安全。虽然疫苗常用的防腐剂——硫柳汞对人体安全，但是为了避免人们对疫苗接种的担心，目前世界卫生组织已经开始倡议采用2-苯氧基乙醇等无汞材料作为疫苗的防腐剂，使疫苗更加安全有效。

徐晓军

北京大学免疫学系

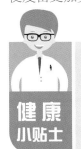

健康小贴士

对于疫苗中的防腐剂成分，无须恐慌，其含量极低，对健康无害。

30 如何选择肺炎疫苗

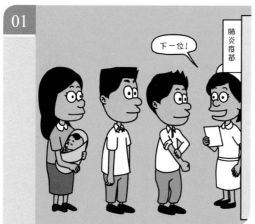

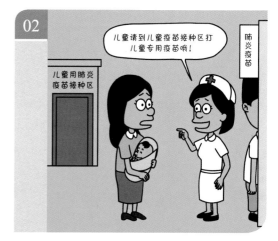

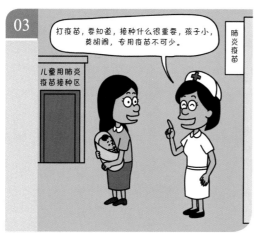

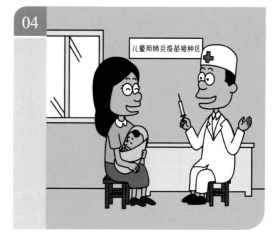

专家解读

肺炎是严重威胁人类健康和生命的感染性疾病，特别是对于免疫力低下的婴幼儿和老年人群。流行病学调查结果表明，人类大多数肺炎都是由肺炎链球菌引起的。目前，在市场上可以获得的肺炎链球菌疫苗，主要有13价和23价。其中，13价肺炎疫苗是蛋白结合疫苗，而23价肺炎疫苗是多糖疫苗。针对不同人群，应该选择不同的肺炎疫苗。对免疫力低下的婴幼儿及老年群体，选用适当的肺炎疫苗，可以大大减少肺部细菌感染的发生及相关死亡。

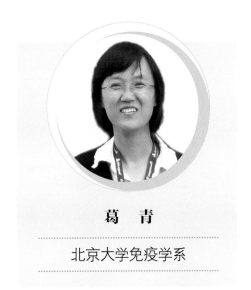

葛 青

北京大学免疫学系

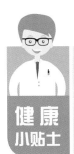

健康小贴士

　　2岁以内的婴儿由于B淋巴细胞功能还不够完善，对多糖抗原的应答能力较弱，因此不能使用23价的肺炎多糖疫苗，而只能应用13价的肺炎疫苗；而老年人的B细胞功能较完善，可以选择23价的肺炎多糖疫苗。

31 什么是应急接种和补充免疫接种

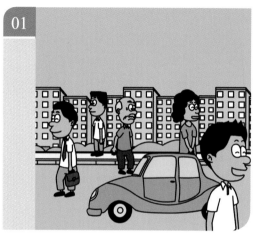

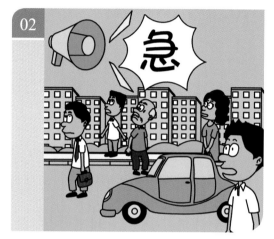

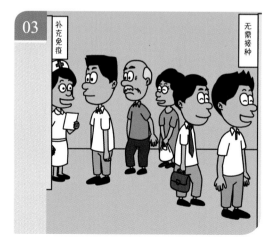

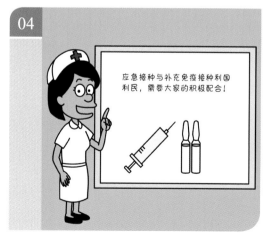

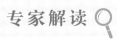

专家解读

按照国家免疫规划的规定，按时接种疫苗，被称为常规接种。通过常规接种程序，接种者可以获得对重大传染病的有效免疫保护。但在某些情况下，国家还可能根据传染病的流行等情况，开展应急接种和补充免疫的工作。其中，应急接种是指在出现传染病暴发流行等突发公共卫生事件的时候，对相应的易感人群进行有针对性的疫苗免疫接种，以控制传染病的流行，保护人群的健康；补充免疫则是指为了达到一定的疾病控制目的（例如消除脊髓灰质炎等传染病的存在），而对特定人群进行的集中性疫苗接种。

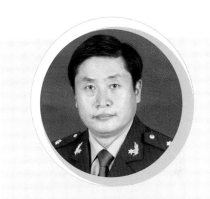

于益芝

海军军医大学免疫学研究所

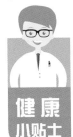

健康小贴士

应急接种和补充免疫接种都是国家为民服务的健康政策，每个公民都要认真对待，积极配合。

32 被狗咬伤后，为什么要及时接种狂犬病疫苗

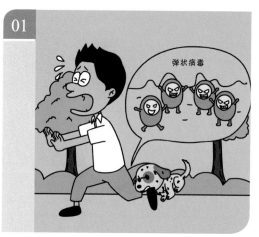

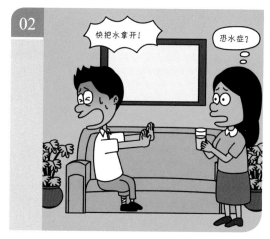

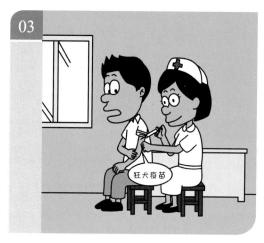

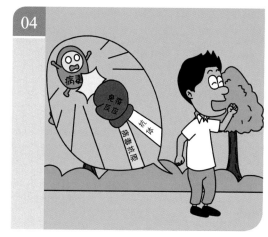

专家解读

狂犬病是一种由弹状病毒引起的可怕传染病，一旦出现恐水等发病症状，其病死率几乎为100%。狂犬病病毒主要通过狗、狼、猫等肉食动物咬伤而传播。狂犬病疫苗是由灭活的狂犬病病毒制成，可以诱发机体产生针对狂犬病病毒的保护性免疫，从而避免狂犬病的发生。一般认为，由疫苗诱发的保护性免疫主要是通过中和性抗体介导的，这种抗体只对细胞外的病毒有效，对于已经进入神经细胞的狂犬病病毒则收效甚微。

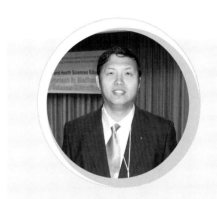

王月丹

北京大学免疫学系

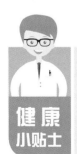

健康
小贴士

在被狗咬伤后，除了及时处理伤口，必须尽快接种狂犬病疫苗，才能有效地阻止狂犬病的发病。在伤口出血时，需要同时注射狂犬病病毒免疫球蛋白，可直接中和病毒，减缓病毒进入神经细胞的速度，为疫苗发挥作用争取时间。

33 在未来，疫苗除了能预防传染病，还可以用来做什么

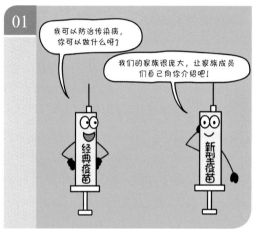

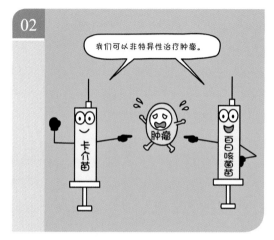

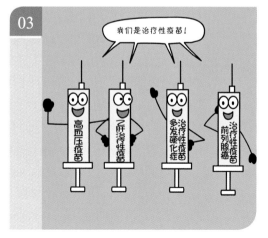

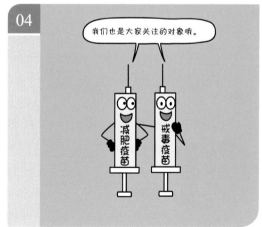

专家解读

接种疫苗是目前最经济最有效地预防传染病传播的方法。但是，疫苗作为一种能够调节免疫应答的制剂，其应用研究早就已经超出了传染病的防治领域。例如，人们利用卡介苗和百日咳菌苗等疫苗具有的免疫激活作用，将其应用于肿瘤的非特异性免疫治疗，改善了肿瘤患者的健康状况。人们还致力于开发治疗性疫苗，如目前已经在国外上市的前列腺癌治疗性疫苗、多发硬化症治疗性疫苗等。此外，针对体重控制的减肥疫苗和控制毒瘾的戒毒疫苗，也都是当前关注的研究热点。

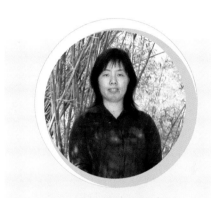

吕群燕

国家自然基金委员会

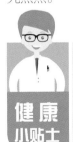

健康小贴士

疫苗的研究一直在路上，相信会有越来越多的新型疫苗不断地进入我们的生活，保护我们的健康。

34 接种了疫苗，为何还会感染相应的病原体

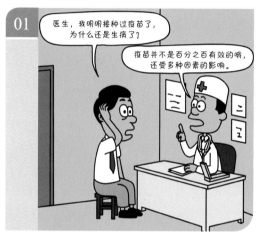

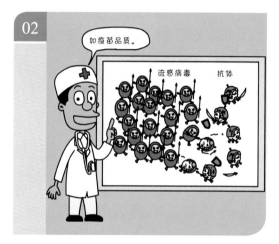

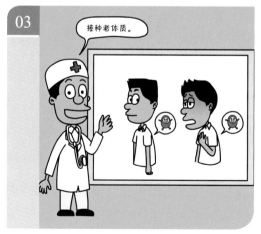

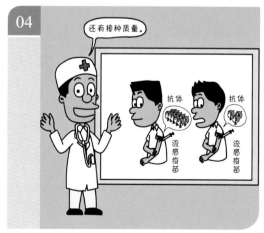

专家解读

疫苗的免疫效果虽然非常好，但也很难保证百分之百的有效。由于疫苗产生保护性免疫的效果受到疫苗品质、接种者体质和接种质量的影响，所以到目前为止，任何一种疫苗都无法做到接种后百分之百的保护。例如，流感疫苗的免疫保护率很高，平均可达 85% 以上。为了减少和避免个别免疫失效的人群发生流感，对于已接种流感疫苗的人群，医生依然会建议他们避免去人多的场所并采取佩戴口罩等保护性措施，进一步预防流感。

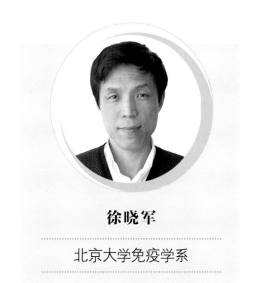

徐晓军

北京大学免疫学系

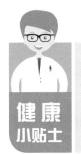

健康小贴士

世间没有万灵药，即使接种了疫苗，也要有健康良好的生活习惯，只有这样，才能更有效地减少和避免传染病的发生。

35 什么是类毒素

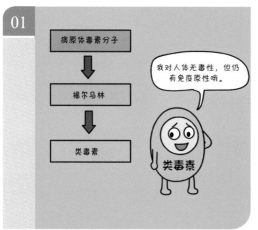

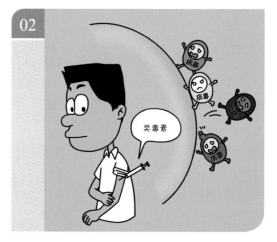

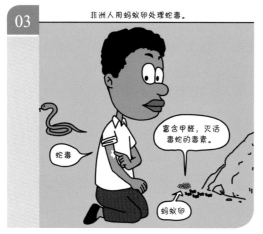

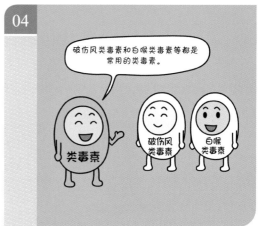

专家解读

类毒素也是一种常见的用于传染病预防的生物制品。类毒素是利用福尔马林（甲醛溶液）处理过的病原体毒素分子，本身对人体的毒性已经被灭活，但依然保留了免疫原性，可使机体产生相应的抗毒素（抗体），从而保护人体不受病原体毒素的作用。类毒素最早是 14 世纪的葡萄牙水手发现的，他们发现非洲人经常使用蚂蚁卵处理蛇毒，用于预防毒蛇咬伤。蚂蚁卵富含甲醛，可以灭活毒蛇的毒素，可制成类毒素进行免疫。后来，人们在此基础上发展出病原体毒素的类毒素用于免疫接种。

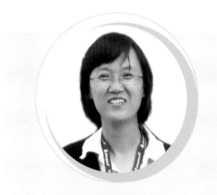

葛 青

北京大学免疫学系

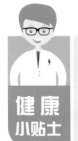

健康小贴士

类毒素虽然还具有免疫原性，但已经失去毒性，可以放心接种。目前常用的类毒素主要包括破伤风类毒素和白喉类毒素等。

图书在版编目（CIP）数据

人体健康与免疫科普丛书.疾病预防篇 / 王月丹主编.—北京：人民卫生出版社，2018

ISBN 978-7-117-26071-8

Ⅰ.①人… Ⅱ.①王… Ⅲ.①免疫学 - 普及读物 ②接种 Ⅳ.① R392-49 ② R593.01

中国版本图书馆 CIP 数据核字（2018）第 020719 号

| 人卫智网 | www.ipmph.com | 医学教育、学术、考试、健康，购书智慧智能综合服务平台 |
| 人卫官网 | www.pmph.com | 人卫官方资讯发布平台 |

版权所有，侵权必究！

人体健康与免疫科普丛书——疾病预防篇

主　　编：王月丹
出版发行：人民卫生出版社（中继线 010-59780011）
地　　址：北京市朝阳区潘家园南里 19 号
邮　　编：100021
E - mail：pmph @ pmph.com
购书热线：010-59787592　010-59787584　010-65264830
印　　刷：北京盛通印刷股份有限公司
经　　销：新华书店
开　　本：889×1194　1/24　印张：3⅓
字　　数：53 千字
版　　次：2018 年 1 月第 1 版　2018 年 1 月第 1 版第 1 次印刷
标准书号：ISBN 978-7-117-26071-8/R・26072
定　　价：30.00 元
打击盗版举报电话：010-59787491　E-mail：WQ @ pmph.com
（凡属印装质量问题请与本社市场营销中心联系退换）

52检